L'OUTILLAGE HOSPITALIER

AU POINT DE VUE DE L'ASSISTANCE PUBLIQUE

PAR

le Dr G. DROUINEAU

INSPECTEUR GÉNÉRAL DES ÉTABLISSEMENTS DE BIENFAISANCE

MONTÉVRAIN

IMPRIMERIE TYPOGRAPHIQUE DE L'ÉCOLE D'ALEMBERT

1895

L'OUTILLAGE HOSPITALIER

AU POINT DE VUE DE L'ASSISTANCE PUBLIQUE

PAR

le Dr G. DROUINEAU

INSPECTEUR GÉNÉRAL DES ÉTABLISSEMENTS DE BIENFAISANCE

Extrait de la *Revue d'Assistance*

MONTÉVRAIN

IMPRIMERIE TYPOGRAPHIQUE DE L'ÉCOLE D'ALEMBERT

1895

L'OUTILLAGE HOSPITALIER

AU POINT DE VUE DE L'ASSISTANCE PUBLIQUE

Chacun sait, pour avoir accordé plus ou moins d'attention à la lecture des journaux qu'il a été fait quelque bruit à propos de l'accusation de banqueroute lancée contre la science par M. Brunetière; on sait aussi que la riposte ne s'est pas fait attendre. M. Richet d'abord, puis M. Berthelot ont répondu et cette dernière réplique qui vise sans aucun doute derrière M. Brunetière une personnalité plus importante ou une collectivité particulière, est singulièrement édifiante. M. Berthelot, en traçant de main de maître les gigantesques étapes que la science a fait faire à l'humanité, a montré du même coup dans un rapprochement sobre, mais lumineux que la religion, le mysticisme avaient retardé de toutes leurs forces le progrès scientifique et que, si quelque chose avait fait banqueroute, c'étaient les déclarations erronées, les inventions fantaisistes dont il ne restait rien devant l'analyse et la rigueur scientifiques. Une imposante manifestation du monde des sciences et des lettres a récemment eu lieu et on y a particulièrement honoré et applaudi le savant et le défenseur autorisé de la science luttant contre la foi symbolique.

Je m'excuse de citer ces faits et d'avoir ainsi l'apparence d'un chroniqueur en quête d'un début sensationnel; mais je veux dire que si ce rapprochement s'est fait dans mon esprit et a pris corps sous ma plume au moment de préparer ce travail, c'est qu'il m'apparaissait comme une évidence que le même raisonnement pouvait s'appliquer à la charité et à l'assistance publique.

Si quelqu'un, à la façon de M. Brunetière, en face des difficultés de l'assistance et de l'impuissance où elle se trouve parfois d'apaiser les souffrances, s'avisait de crier à la banqueroute de l'assistance publique basée sur la solidarité humaine et les devoirs étroits de la morale, il faudrait répondre avec les arguments empruntés au domaine scientifique et il serait aisé de montrer que la charité en ne marchant pas d'accord avec l'esprit scientifique a retardé et ralentit encore l'évolution de l'assistance.

Je n'entreprends pas absolument cette démonstration qui, dans ce milieu, serait peut-être sans raison d'être, mais je veux seulement montrer par l'examen d'un petit côté de la question que dans la marche progressive des idées, l'assistance doit s'inspirer de l'esprit scientifique et c'est à l'assistance hospitalière que je m'adresserai tout d'abord. Pour mieux préciser encore mon but, je ne m'attache qu'à l'outillage de l'assistance hospitalière, c'est-à-dire, à l'instrument lui-même, à l'organe, à l'établissement hospitalier envisagé matériellement, laissant ainsi de côté, à peu près totalement, les questions administratives et philosophiques qui s'y peuvent rattacher.

Cet instrument de l'assistance hospitalière, à quelque époque qu'on l'envisage, nous donne la notion assez exacte des idées dominantes de l'Assistance. Nous savons tous, par ce que nous ont appris les écrivains de la bienfaisance ce qu'étaient les petits et nombreux établissements fondés par les premiers ordres religieux, ce qu'ils devinrent plus tard sous l'influence de la période féodale et la transformation qu'ils subirent aussi bien que les ordres religieux qui les créèrent et qui devinrent à la fois militaires et charitables.

Nous savons aussi la part que prirent plus tard à la rénovation hospitalière les princes et les rois, faisant grand comme il convenait à leur puissance et à leur idée personnelle et fondant des palais pour en faire l'asile des pauvres. Dans tous les États de l'Europe jusqu'à la fin du dix-huitième siècle, on peut affirmer que l'abri hospitalier ne répond qu'à une conception, le soulagement des pauvres; la charité ouvre un abri à ceux qui en manquent, soit pour cause de misère, de peste ou de lèpre et comme le disent certains édits pour ne pas laisser les mendiants errer par les chemins sans secours. On commence à s'inspirer d'autres idées à la fin du dix-huitième siècle et, avec Howard, dit de Gerando, la science s'allie à la charité. Louis XVI, en France confia à l'Académie des sciences, en 1785, la mission d'examiner les plans d'un nouvel hôpital où les soins médicaux seraient mieux appréciés, et, Tenon est le premier qui affirme cette union de la science et de la charité et en laisse, dans son mémoire si souvent invoqué, la plus éclatante démonstration.

Depuis Tenon, un siècle s'est écoulé et cette période de l'histoire de l'Assistance hospitalière nous est assez familière pour qu'on puisse affirmer que c'est par poussées que l'outillage a subi quelques réformes, ou mieux, que les indications scientifiques de cette outillage apparaissaient à la suite de discussions dans les académies et les sociétés savantes, enfin que l'impulsion la plus vive a été imprimée dans les dernières années de ce siècle sous l'influence des doctrines médicales nouvelles et des enseignements plus rigoureux de l'hygiène.

Mais à voir les tranformations subies, peut-on dire que l'alliance de la charité et de la science soit un fait accompli et qu'elle ait été vraiment féconde. C'est là un point discutable. On trouverait aisément dans la capitale et en province, des exemples nombreux où l'influence scientifique est nulle, où les transformations ne s'opèrent pas et où, par contre, l'idée religieuse et charitable est seule dominante. Nous n'avons pas à faire ici un réquisitoire, encore moins à dénoncer qui que ce soit, nous esquisserons aussi rapidement que possible l'outillage hospitalier qui doit, à notre avis, répondre à l'application des idées scientifiques et chacun pourra, par un rapprochement facile, voir en quoi, ici ou là, l'état présent diffère de l'idéal à réaliser pour satisfaire dans une juste mesure aux desiderata de la science.

L'hôpital est l'abri destiné au traitement des indigents malades. Il doit s'ouvrir à des individus d'âges, de sexe différents et pour des affections essentiellement variables, aiguës ou chroniques, zymotiques ou saisonnières; d'où la nécessité de groupements qui ne peuvent être efficaces, d'une façon générale, que lorsqu'ils sont faits au moment de la conception de l'établissement, c'est-à-dire de la création. Ce cas est pourtant l'exception et ne peut s'entendre que des établissements hospitaliers de date toute récente. La plupart de nos hôpitaux en usage, ont été conçus à des époques éloignées et sous l'empire de préoccupations étrangères à ces diversités d'affections morbides. Aussi dans les petits établissements comme dans les grands, la seule séparation des sexes est en général suffisante; en ce qui concerne les maladies elles-mêmes, elle est déjà dans

bien des cas, moins rigoureuse et dans beaucoup d'établissements dont quelques-uns ont de l'importance les malades sont
confondus dans la même salle, plus ou moins vaste ; ou bien
encore, on sépare les fiévreux des blessés, dans les plus importants, et l'on se tient pour satisfait, ayant consacré à chacun de
ces groupes une ou plusieurs salles avec un nombre variable de
lits, croyant avoir rempli le *summum* d'obligation et d'assistance.

Cette situation dont l'exactitude ne peut être douteuse, ne saurait nous satisfaire ; les idées actuelles exigent davantage.
Un bon outillage hospitalier doit faire, non seulement la séparation complète et absolue des fiévreux et des blessés, mais
encore permettre dans chacun de ces groupes, une sélection
répondant à des conditions déterminées. Les maladies dites
internes, par exemple, offrent d'une manière générale trois états
différents qui justifient une séparation complète ; les unes aiguës,
graves, fébriles nécessitent des soins continus, l'intervention
fréquente du personnel assistant ; outre les conditions plus
impérieuses d'hygiène que doit avoir la salle qui les contient, il
faut aux malades eux-mêmes plus de calme, plus de tranquillité
qu'ailleurs ; les autres, chroniques, à processus variables,
demandent des séjours prolongés ; les malades sont plus ou
moins condamnés à un alitement continu ; d'où, plus d'allées
et venues, moins de repos apparent ou nécessaire. Enfin les convalescents forment le troisième groupe ; ils doivent être éloignés
du milieu ou s'est écoulé la phase aiguë de leur maladie et soigneusement placés dans des conditions nouvelles et favorables
à leur complète guérison. Ainsi, voilà déjà trois groupes de
malades auxquels il faudrait procurer le bénéfice d'installations particulières et propres à leur état maladif. Mais il faut
encore aller plus loin : parmi les affections internes, il en est
dont l'origine microbienne ou infectieuse n'est pas sans incon-
vénient pour le voisinage : la plus commune est la tuberculose.
Je sais un hôpital en Bretagne ou les tuberculeux sont en
grand nombre et où, d'après les médecins chargés du service, il est certain que bon nombre d'entre eux acquièrent
la maladie à l'hôpital même. Nous ne doutons pas aujourd'hui
que ce soit une affection transmissible et nous convenons qu'elle
mériterait un traitement hospitalier spécial ; mais, en fait, elle
n'est point considérée comme telle et a partout le droit de siéger

dans les salles communes de fiévreux. Cet exemple suffit pour montrer qu'il est nécessaire de séparer les maladies susceptibles d'infections secondaires et que ces sélections sont à la fois utiles à ceux atteints et à ceux qui les entourent. Donc, sans pousser à des limites trop rigoureuses les besoins matériels du traitement hospitalier des affections internes, on voit que pour être efficace et bien conçu, un quartier de fiévreux doit former un tout avec des divisions multiples et appropriées à des destinations spéciales.

Pour les blessés, la division est de même scientifiquement démontrée ; les uns ont des lésions internes, sans plaies, sans pus, sans infections concomitantes ; les autres ont des plaies avec ou sans suppurations, des néoplasmes suspects, des infections certaines ; d'autres doivent subir des pansements répétés, des opérations ; les confondre, c'est les exposer tous à des complications redoutables, à des infections inévitables et dont les conséquences peuvent être désastreuses. M. le professeur Perrier a déjà tracé, en vue d'une création nouvelle de l'Assistance publique de Paris, un programme auquel les architectes doivent se soumettre. Pour lui, le service chirurgical doit comprendre trois groupes de malades par sexe ayant chacun leur salle d'opération ; le premier destiné aux non infectés primitivement, le second aux infectés primitivement, le troisième aux malades douteux, c'est-à-dire en observation quant aux chances d'infection. C'est l'application rigoureuse à l'outillage hospitalier du principe scientifique de l'antisepsie et de l'asepsie. J'ai dit à ce sujet (*Revue d'Hygiène 1893*) que ce principe excellent ne pourrait être sans doute absolu et je le redis encore volontiers ; cependant il faut reconnaitre que c'est vers ce but qu'il faut tendre. Je conviens qu'il y a des difficultés budgétaires énormes à vaincre pour réaliser dans les constructions anciennes l'asepsie chirurgicale, mais le principe scientifique énoncé seulement montre quel abime sépare l'outillage hospitalier chirurgical actuel, comprenant dans la majorité des cas, une salle unique de blessés avec ou sans salle d'opération et celui de l'avenir dans lequel le blessé ne craindra plus d'être empoisonné par les microbes d'autrui.

Enfin aux blessés convalescents il faut l'éloignement du milieu hospitalier primitif avec un régime diététique différent.

D'autres groupes morbides réclament aussi des installations particulières. Je n'en indiquerai que les principaux. Les syphilitiques d'abord doivent être soignés et surtout guéris ; car, comme l'alcool, la syphilis empoisonne la race et conduit à la dégénérescence. Pour les hommes comme pour les femmes, il faut des salles spéciales.

On y consent assez volontiers pour les femmes ; le plus fort contingent des malades appartient à la catégorie des filles soumises et en raison du peu de sympathie qu'inspire leur profession, elles sont reléguées dans quelque mauvaise construction, dans quelque salle peu recommandable hygiéniquement.

La façon dont la syphilis est supportée dans les hôpitaux est une preuve accablante de l'alliance virtuelle de la science et de la charité.

Il n'est pas douteux que le dédain dont on l'entoure tient pour la plus grande part à la formule impérative que les congrégations hospitalières font inscrire dans leurs contrats. Elles entendent ne pas avoir à donner leurs soins à ces malades, et, comme conséquence, un grand nombre d'établissements hospitaliers prétendent de même n'avoir pas à s'en occuper et à les recevoir. On en a fait en plus d'un endroit une obligation municipale. Il y a des hôpitaux près Paris qui les dirigent directement sur la capitale. Cette façon de comprendre le traitement de la syphilis est une des plus funestes erreurs qui se puissent commettre en matière d'Assistance hospitalière et contre laquelle il est essentiel de réagir. La syphilis doit être admise et scrupuleusement soignée dans les hôpitaux, mais, comme elle fournit des catégories différentes de malades il est clair, comme conséquence, qu'il ne faut pas placer confusément les jeunes et malheureuses victimes d'une première faute, les femmes mariées, honnêtes, inconsciemment atteintes d'un mal qui va se poursuivre dans leur descendance, les prostituées, dont le genre de vie, quoique légalement protégé par l'autorité municipale, ne laisse pas que d'inspirer quelque répugnance et dont la fréquentation n'est pas sans danger ou sans inconvénients.

A n'envisager que l'origine des malades syphilitiques, le groupe hospitalier répondant à cette maladie doit donc présenter des sélections particulières et des aménagements les permettant. Relativement aux espèces morbides, il y aurait à tenir lieu des cas particuliers dont la gravité exige des soins spéciaux ou des interventions chirurgicales ; il faut aussi compter avec les maladies incidentes et qui peuvent nécessiter un isolement nécessaire pour le traitement de la malade. Ce quartier, on le voit, est digne d'attention et réclame une organisation minutieuse.

A côté de ce groupe, il faut penser aux cutanés, malades nombreux encore, dont le spectacle est affligeant et dont le contact est souvent pénible pour ceux qui les avoisinent. J'ai vu des malades demander à regret leur sortie de l'hôpital pour s'éloigner de la salle commune et s'arracher à cette promiscuité de tous les instants. Il est humain en même temps que prudent, vu le caractère envahissant d'un grand nombre de ces maladies, de les grouper dans un quartier et dans des salles séparées.

La maternité doit avoir également sa place à part et ici encore je ne puis m'empêcher de constater l'état arriéré de nos établissements hospitaliers et la répulsion des congrégations hospitalières en face de ce devoir sacré de la femme.

Par une singulière aberration, la maternité s'est assimulée pour elles avec la syphilis et à toutes les deux, elles refusent leur concours professionnel ; leur influence est telle que devant leur refus systématique, la grossesse comme la syphilis se voient fermées les portes hospitalières ou bien les associant dans la même réprobation, incompréhensible, on les accole toutes deux pour les reléguer l'une à côté de l'autre dans des recoins mauvais et insuffisants. L'esprit scientifique n'a pas encore eu raison de cette iniquité sociale et n'a pas éclairé la charité. La loi y apportera quelque remède ; car il faut que la maternité soit autrement honorée et respectée, même dans ses défaillances ; surtout il importe que l'outillage hospitalier qui lui est destiné soit sain et n'offre à la mère aucun funeste poison. Ici les faits scientifiques parlent avec une haute éloquence ; tout dépend, on peut le dire, de l'outillage, selon la façon dont il est conçu, il sauve ou il tue.

Je m'arrêterai encore à un autre groupe morbide auquel on commence à s'intéresser plus qu'autrefois, je veux parler des maladies contagieuses. Ici, il ne suffit pas d'être mû par des sentiments d'humaine compassion, de recueillir par charité un

contagieux, qu'il s'appelle lèpre, choléra, diphtérie, variole, etc.
On a mieux appris le mécanisme de la transmission de ces
affections et la science a créé des règles déjà suffisamment pré-
cises pour assurer la prophylaxie de la plupart d'entres. elles.
Dès qu'il apparaît, un contagieux doit être isolé ; cette formule
est généralement peu contestée ; mais son application est assez
variable pour qu'on puisse affirmer que l'importance du principe
scientifique n'est pas comprise.

L'isolement est plus apparent que réel dans la plupart des
cas et les prescriptions rigoureuses de la science sont éludées.
On estime en plus d'un endroit que le dévouement supplée à
l'antisepsie, et souvent cette erreur a coûté la vie à des sœurs
ou à leurs aides laïques. L'occasion serait évidemment excel-
lente pour montrer à la fois les faiblesses de l'outillage hospitalier et les vices fondamentaux d'une assistance encore
dominée par les idées d'autrefois et ne pactisant qu'avec répugnance avec l'esprit scientifique et les idées nouvelles.

Je n'abuserai pas de la situation. Cependant il y a un devoir
formel à opposer une digue à la maladie contagieuse et épidémique et à faire œuvre de préservation sociale. L'hôpital est,
en cette matière, le premier instrument de sauvetage, celui qui
s'offre de suite à la pensée dès qu'on se trouve en présence d'un
cas de cette nature. Si les conditions de milieu, où on le constate,
n'apparaissent pas satisfaisantes au médecin, s'il y a danger
réel pour l'entourage, petits ou grands, si l'isolement est
impraticable, vu la misère ou l'étroitesse du logis, c'est l'hôpital
qui est la demeure désignée pour l'action préservatrice. Cela
s'impose comme une inéluctable fatalité et il n'est pas d'administration, pas de règlement qui puissent arguer de droits
contraires en présence d'une telle éventualité. Mais encore
faut-il que l'instrument d'isolement existe et que les contagieux,
qu'on apporte à l'hôpital pour préserver les voisins ou les parents,
ne viennent pas contaminer les hôtes paisibles de ce grand ou
petit hôpital. Nous ouvrirons nos portes, dit l'administration,
c'est tout ce que nous pouvons faire et la sœur ajoute : Nous
placerons le contagieux dans quelque coin éloigné et nous le
soignerons, quel qu'il soit, avec tout le dévouement possible.
C'est là donner satisfaction au devoir humain, mais non pas
rigoureusement obéir aux exigences scientifiques. Il faut autre
chose : isolement absolu, conditions hygiéniques particulières

aux contagieux, désinfection du personnel, antisepsie constante. Il faut encore pouvoir isoler entre elles et à la fois plusieurs affections contagieuses et savoir les soigner sans promener partout la contagion. Il faut aussi songer à la séparation des sexes, à celle des convalescents dont les besoins sont différents de ceux des malades, mais qui offrent encore à cette période des dangers sérieux comme le démontrent péremptoirement les travaux récents des médecins des hôpitaux d'enfants pour la diphtérie. Ici, il n'est plus question de charité, de dévouement, de zèle, de toutes ces qualités dont le personnel hospitalier est absolument coutumier, quelque soit l'habit qu'il porte et auxquelles il faut rendre hommage et justice; il s'agit, en vérité et seulement d'application scientifique. Il n'est pas possible d'offrir au médecin, pour ce service important, un outillage imparfait, paralysant ses efforts et le laissant, en somme, désarmé devant la contagion. L'administration elle-même, doit s'associer effectivement aux désirs de médecins, et s'inspirer, par conséquent, de l'esprit scientifique.

Pour les contagieux, le pavillon d'isolement est donc indispensable, et il le faut comprendre scientifiquement avec toutes les mesures préservatrices qu'il comporte pour le malade, le personnel qui lui est attaché et le médecin même qui en est chargé.

La maladie épidémique exige d'autres conditions de traitement et on demeure, en vérité, surpris de l'embarras toujours nouveau qu'éprouve plus d'une administration hospitalière à l'apparition d'une épidémie, grave ou minime; il en est peu qui soient prêtes à toute éventualité; la plupart attendent l'événement pour s'inspirer des circonstances.

Enfin la conséquence inévitable de l'outillage nécessaire aux contagieux et aux épidémiques, c'est la désinfection des vêtements, linge, literie, matériel, des locaux, etc., désinfection efficace et non illusoire.

Je n'indique ici que les grandes lignes de l'outillage hospitalier et laisse de côté les nombreux détails dont l'importance et l'intérêt sont néanmoins considérables. On comprend aisément que les modifications matérielles résultant du progrès scientifique ne portent pas seulement sur les abris propres aux malades, mais qu'ils s'étendent encore aux services généraux et accessoires. Il suffit de le rappeler. Mais, en ce qui regarde

particulièrement le service des malades, l'importance des
découvertes contemporaines impose des devoirs nouveaux; on
ne peut plus comprendre une bonne pratique médicale si elle
ne s'appuie à chaque instant sur des analyses chimiques ou
biologiques, sur des expérimentations. Les examens deviennent
indispensables pour affirmer un diagnostic, assurer un traitement. La génération médicale actuelle est initiée à ces
recherches; elle en sait toute l'importance; cela fait corps avec
la pratique la plus élémentaire; à l'hôpital, cela devient une
nécessité de premier ordre. Jadis l'amphithéâtre apparaissait
comme le *nec plus ultrà* de l'installation propre aux investiga-
tions scientifiques; aujourd'hui, il faut, en outre, le laboratoire
avec l'outillage nécessaire aux examens microscopiques, aux
cultures les plus usuelles et aux expérimentations animales.
Un médecin, auquel un hôpital refuserait ces moyens de travail,
aurait lieu de se regarder comme affranchi, en bien des cas, de
toute responsabilité professionnelle. Faut-il rappeler, comme
exemple, les belles découvertes de Roux, l'application du serum
antitoxique basée sur le diagnostic exact de la diphtérie, c'est-
à-dire sur la présence du bacille de Lœffler? Est-il un hôpital
sérieux, digne de ce nom, donnant accès aux enfants diphtéri-
ques qui ne doive être en mesure de permettre toutes ces
recherches? Il en est de même pour d'autres examens; demain,
il y aura d'autres découvertes, d'autres serums antitoxiques; le
médecin toujours attentif aux progrès de la science sera désireux
d'en apporter le bénéfice à l'indigent malade et consacrera à
son laboratoire le temps nécessaire. Tout cela est évidemment
nouveau et demande des intallations matérielles, un dévelop-
pement auquel le passé n'a pu donner satisfaction, auquel aussi
la charité ne semble prêter qu'une médiocre attention.

Ces indications quoique rapides et sommaires, sont cependant
suffisantes pour montrer que la conception hospitalière se
modifie étrangement sous l'influence du progrès scientifique.
L'hôpital ne se conçoit plus que par groupes morbides,
formant des quartiers dont les besoins doivent être étudiés
séparément et revêtir matériellement des formes différentes.
Les exigences et les habitudes architecturales vont se trouver
blessées et elles vont opposer aux désirs scientifiques des
raisons de lignes, de symétrie, d'arrangement extérieur, qui
ne sont pas heureusement de nature à déconcerter l'hygiéniste.

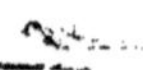

La voie est tracée aujourd'hui, il faut évidemment la suivre ; c'est aux architectes à se faire habiles dans les moyens d'accommoder la science et l'art. Il est clair qu'édifier actuellement un bon hôpital avec tous ses services généraux et secondaires, répondant à toutes les nécessités d'une grande agglomération est plus méritoire, peut-être plus difficile que de construire un opéra ou une église ; mais à coup sûr, il faut, ou abandonner pour les formes nouvelles la conception déjà vieillie des pavillons isolés, jadis en progrès sur les blocs massifs, ou adopter le pavillon isolé à usages de groupes morbides.

Tout ce travail matériel est évidemment dominé par la connaissance nécessaire des faits scientifiques sans laquelle il ne saurait être fait aucune application utile et profitable. Il nous semble hors de toute discussion qu'un tel outillage hospitalier procédant de l'esprit scientifique, s'en inspirant, n'a rien de commun avec celui que concevait naïvement l'esprit ancien, c'est-à-dire la charité. Il ne suffit plus de dire à un malade dénué de ressources : voici un lit, à votre chevet une sœur et un médecin, pour que le devoir de l'assistance soit rempli. On a conscience que l'obligation sociale exige davantage et qu'il faut aller au delà du secours charitable.

Si nous nous arrêtions à cette conclusion que beaucoup ne voudront sans doute pas contester, peut-être nous reprocherait-on un travail sans sanction pratique ; le stock des vœux platoniques est déjà considérable, on aurait raison. Aussi devons-nous aller plus loin.

L'examen que nous avons fait conduit à cette constatation que l'assiette hospitalière est à remanier presque partout, car nulle part on n'avait jusqu'ici pensé que les malades dussent être groupés par catégories, par quartiers séparés répondant à des besoins différents. Les constructions anciennes, les plus récentes mêmes ne permettraient pas aisément ces groupements sans apporter d'autre part une gêne énorme dans d'autres services.

C'est, dira-t-on, en présence de chaque cas particulier, un bouleversement général de l'hôpital et pour y satisfaire, il faudrait ou des constructions neuves ou des modifications considérables entraînant par suite de grosses dépenses d'argent. Et, fît-on la concession mentale des nécessités nouvelles, en acceptât-on le principe et l'obligation, on se retrancherait aussitôt derrière le *non possumus* financier. L'argument a une telle puissance que nous n'eussions pas songé à remuer ces questions délicates si la loi nouvelle de 1893 n'avait posé des principes consacrés par le législateur et qui doivent servir d'appui dans l'application même de la loi. Parmi ces principes, le plus important est, sans contredit, celui de l'obligation de l'assistance aux malades faite à la commune, c'est l'application légale de la solidarité que nos pères avaient proclamée comme un devoir social.

Cette obligation que le législateur a solidement établie en créant les responsabilités financières de la commune, du département, de l'État, ne peut pas avoir le caractère étroit d'une aumône ; elle s'éloigne nécessairement de l'idée charitable d'autrefois pour se rapprocher de l'assistance essentiellement liée à l'esprit scientifique. On en trouve la manifestation dans les instructions déjà publiées pour expliquer et commenter le texte de loi ; la preuve en deviendra de plus en plus évidente à mesure que l'application se réalisera. La pensée du législateur ne saurait être, en effet, qu'il y eut diverses modalités de l'assistance et que l'indigent dût s'accommoder de la plus économique et de la moins parfaite. Il faut à l'individu dépourvu de ressources et dont la santé et le travail sont les seuls biens, plus encore qu'à tout autre, une assistance médicale absolument efficace et prompte dans son action. On demande à l'assistance à domicile de faire d'abord tout le nécessaire, puis, à son défaut intervient le secours hospitalier. L'indemnité financière dont l'hôpital recevra le prix, doit le rémunérer ; un contrat précisé par la loi lie d'une façon absolue les administrations hospitalières et les collectivités ayant mission d'assurer les secours médicaux aux indigents.

Nous n'imaginons pas que, dans ces conditions nouvelles, l'administration hospitalière puisse se soustraire aux nécessités que la science impose actuellement au traitement des maladies et que l'outillage hospitalier puisse, pour des raisons d'argent, demeurer indéfiniment insuffisant et dans l'impossibilité de faire le secours complet et efficace. Qu'il faille pour cette transformation un temps convenable, cela va de soi, mais elle doit s'opérer ; et, dès maintenant, elle constitue un devoir pour l'administration hospitalière au même titre à notre point de vue que celui de la gestion du patrimoine des pauvres. Il faut donc non seulement que la fusion de la science et de la charité, comme le disait de Gerando, soit entière, mais il est désirable que l'esprit scientifique anime les actes administratifs ayant pour objet l'outillage hospitalier. Or, dans notre législation d'assistance, rien ne vient affirmer que cette influence doive absolument s'exercer. La composition des commissions administratives n'implique pas l'immixtion nécessaire d'une représentation du corps médical hospitalier et sa participation effective aux actes administratifs. Seul, le règlement ancien de 1841 prévoit que les modifications apportées à l'assiette hospitalière ou les constructions de quelque importance, doivent être soumises à l'avis du corps médical. Evidemment, cette prescription réglementaire est insuffisante ; non seulement elle n'est pas toujours appliquée quand la commission administrative se propose d'apporter quelques changements à l'établissement dont elle a la gestion, mais encore elle ne peut rien pour corriger l'inertie ou l'indifférence de beaucoup d'entre elles.

Il ressort donc de là que pour transformer l'outillage hospitalier, il faut modifier dans certains points les règlements généraux de l'assistance hospitalière, peut-être même la loi qui précise les devoirs et les attributions de l'administration.

C'est là déjà une première conséquence que nous pouvons déduire de cette étude ; mais il en est d'autres.

Quelque grand que soit notre désir de voir, sous l'influence de modifications réglementaires ou législatives, l'esprit scientifique animer les commissions hospitalières, nous ne pensons pas que cette action doive s'exercer de la même manière dans tous les établissements hospitaliers. Par leur variété, ils ne se prêtent pas tous également à l'assistance efficace des malades ; de même, par les conditions de leur création première, la nature différente des milieux, ils ne subiraient pas de la même façon cette transformation directrice. L'imposer uniformément serait sans effet, sans utilité ; il faut apporter un tempérament. Cette concession nécessaire nous entraîne à demander qu'il soit tout d'abord tenu compte des exigences de la loi de 1893 et que les hôpitaux, dits de rattachement, soient les premiers à subir les modifications que nous estimons essentielles.

Cette exigence n'a rien de subversif, à coup sûr. Mais la conséquence de cette proposition est que les hôpitaux de rattachement, considérés comme indispensables au fonctionnement de la loi d'assistance, forment d'ores et déjà un groupe hospitalier qu'il y aurait intérêt à qualifier et à préciser. C'est, sous une forme nouvelle, la mise en pratique d'une idée que nous avons déjà formulée et que la Société d'assistance a favorablement accueillie quand nous proposions le classement des établissements hospitaliers.

Il est facile de se rendre compte de la nécessité de ce classement, de l'urgence même qu'il présente. Parmi les documents concernant l'assistance hospitalière qu'il est bon de consulter, il en est un des plus intéressants soumis au Conseil supérieur de l'assistance publique et qui est dû à M. Monod. Dans le fascicule 42, entre autres tableaux, celui qui porte le n° 7 contient un classement hospitalier qu'on pourrait qualifier de préliminaire. Il fait connaître par département les hôpitaux ayant plus de 50 lits de malades, ceux en ayant moins. M. Monod réserve la qualification d'hôpital aux hôpitaux ou hôpitaux-hospices possédant au moins 50 lits de malades ; « ce n'est guère, dit-il, qu'à partir de ce chiffre que l'on trouve une installation et un personnel pouvant suffire au traitement de tout cas morbide. »

Cette classification préliminaire nous fait connaître que pour l'ensemble du territoire, il y a 245 hôpitaux ayant plus de 50 lits et 1,006 en ayant moins. C'est déjà une sélection ayant son intérêt. Mais il n'est pas douteux que cette classification, relativement au nombre de lits (50) ne satisfait pas l'esprit, et, à parcourir cette nomenclature on saisit bien vite que certains hôpitaux de plus de 50, 60, même 80 lits sont cependant, par d'autres considérations, proches des petits établissements et en tous cas, beaucoup paraissent notablement s'écarter des hôpitaux des grandes ou principales villes.

Du reste, dans ce même tableau VII, on trouve une troisième catégorie, celle qu'on appelle les centres hospitaliers principaux et que la typographie a mis en relief à l'aide de caractères italiques. Il y en a 183 répartis dans les différents départements excepté la Seine. Cette appréciation est elle-même sujette à modification et cette liste ne pourrait être acceptée sans appel. J'en pourrai, pour ceux que je connais plus à fond, donner des exemples. Approximativement la réduction nécessaire, pour ne laisser dans cette catégorie que les établissements hospitaliers recommandables, pourrait être d'une trentaine environ et on devrait, sauf réserve, estimer à 150 le nombre des établissements hospitaliers véritablement importants.

Voilà donc une première catégorie qui s'impose et que nous déduisons des tableaux statistiques préparés par l'Administration. Il va de soi que les autres catégories plus ou moins modifiées présenteraient encore des groupements rationnels et ainsi, en fait, la logique, le besoin de renseignements circonstanciés, tout conduit à faire le classement des établissements hospitaliers parce qu'il est réellement indispensable au bon fonctionnement de la loi. J'établis et constate le fait sans discuter incidemment la question en elle-même, parce qu'elle mérite à elle seule une étude complète et approfondie.

Mais au point de vue particulier de l'outillage hospitalier qui en ce moment nous occupe, il n'était pas sans utilité de montrer que, puisqu'il était en réalité fait un classement, il pouvait être rationnel, les réformes matérielles n'étant pas possibles d'emblée et partout, de commencer par la catégorie désignée sous le nom d'établissements principaux et destinés à devenir des centres de rattachement pour les communes pourvues ou non d'établissements hospitaliers.

La loi a prévu pour ces hôpitaux des subventions spéciales en vue des agrandissements ou des modifications reconnues indispensables. La loi ne dit pas (article 26) que toutes les dépenses extraordinaires seront à la charge de l'État; il ne faut pas de malentendus à ce sujet. L'article 26 dit seulement que l'État contribuera à ces dépenses par des subventions dans les limites des crédits votés. Chaque année une somme sera à cet effet inscrite au budget.

Il faut s'arrêter un instant sur cet article.

La formule du législateur nous paraît sage et rationnelle en spécifiant à la fois que la participation de l'État est effective, mais qu'elle n'est pas unique et que d'autres responsabilités financières sont et doivent être en jeu. Il eut été imprudent pour l'État de n'accepter, même sous contrôle, que la carte à payer, les demandes d'agrandissements ou de subventions passibles de l'article 26 eussent été immédiates et imposantes par leur importance numérique. L'État ne prend que l'engagement de subvenir à ces dépenses dans la mesure de ses ressources budgétaires. Les pessimistes trouvent la formule peu rassurante; cependant, il y a déjà une première somme inscrite au budget de 1895. C'est une preuve de la bonne volonté du législateur. Mais il n'y a pas à cette disposition qu'une raison économique et d'équilibre budgétaire; il y a, à notre avis, un motif d'équité, un principe, si l'on veut qu'il est bon de rappeler. L'article 25 s'occupe des lits hospitaliers et détermine que tous les lits dont l'affectation n'est pas spéciale ou qui ne sont pas reconnus nécessaires aux services des vieillards ou incurables, des militaires, des enfants assistés et des maternités seront affectés au service de l'assistance médicale. Par suite de cet article, un inventaire a dû être fait partout et une estimation éventuelle des dispositions à prendre en est résulté. C'est en vue des aggravations de dépenses et de cette augmentation de lits que l'article 26 a été créé. On ne pouvait recommencer pour l'assistance médicale ce qui avait été fait jadis par le département de la guerre, c'est-à-dire parler en maître et prendre ce qui pouvait être bon ou même meilleur, tout en indemnisant le moins possible. La loi est muette sur les nécessités en matière de lits; il y a là, des inconnues, des appréciations que l'administration départementale ne peut se réserver absolument; il faut, en cette occurrence, être prudent; les prévisions des uns ou des autres peuvent être modifiées par les événements. Mais, sans nous inquiéter de cette partie délicate de la loi, si nous n'envisageons que les centres hospitaliers importants, il n'y aura sous ce rapport que peu à faire; car, ils contiennent numériquement ou à peu près les lits nécessaires. Mais on nous permettra de dire qu'il y a lits et lits; quand l'autorité militaire fit sa réorganisation hospitalière, on vint et on dit: nous avons besoin de 100 lits, nous prenons ce pavillon ou ces salles. C'était fait, la commission administrative n'avait guère la faculté de lutter. Il est possible que l'administration hospitalière fasse aujourd'hui par analogie une opération inverse. Si on lui demande des lits supplémentaires, elle montrera des salles vides dans les combles ou dans quelque endroit sombre ou humide, et dira: voilà ce que je peux vous offrir ou bien donnez-moi de l'argent et je vais construire. La question ainsi posée mène à un dilemme fâcheux et qui tournera le plus souvent, vu l'impossibilité financière de l'État, à une inertie regrettable.

Les administrations hospitalières me paraissent autrement responsables; elles doivent avoir, avant tout, pour les malades indigents, des installations matérielles répondant à des besoins scientifiques. Or c'est aussi cela qu'il faut voir et apprécier; combien de lits répondent à cette obligation? combien en faut-il transformer pour que le groupement rationnel puisse être fait dans l'établissement et quelle est l'importance de l'augmentation résultant, pour cette transformation, de l'application de la loi. Telles sont au moins les questions utiles à éclaircir à l'occasion des lits nouveaux. Or j'espère avoir montré qu'il y a dans cette modification hospitalière un devoir administratif impérieux et nullement subordonné à une intervention éloignée. Il n'y a pas de raisons à invoquer; le devoir est étroit; l'administration hospitalière est seule qualifiée pour cette mission de veiller à l'organisation de l'assistance hospitalière; il n'y a pas d'échappatoire acceptable. Elle accuse tant de lits de malades indigents; ils doivent être disposés de façon à assurer à ce même nombre d'individus les soins nécessaires; s'il n'en est pas ainsi, c'est à la commission d'agir, de transformer et le défaut d'argent ne saurait faire disparaître le devoir à accomplir.

Cette pénurie financière crée seulement d'autres obligations ; il faut chercher des ressources nouvelles, s'ingénier à l'étude des voies et moyens, faire appel à la bienfaisance publique ou à la charité, agir près de ceux ayant aussi des intérêts en cause, comme la commune, le département, l'État et aussi tendre la main vers cette source bienfaisante qu'on appelle le pari-mutuel.

Tel est le devoir actuel des Commissions administratives, mais il serait injuste de faire sous prétexte d'augmentation de charges, un remaniement hospitalier dont on prétendrait donner la responsabilité légale à l'État. Il faut rester dans la vérité des faits et des appréciations des devoirs de chacun.

Je résumerai ce travail en quelques lignes qui contiendront en même temps les conclusions auxquelles je suis amené.

J'estime qu'un classement est dès à présent nécessaire pour fixer les conditions inhérentes à un établissement hospitalier important, apte à l'application intégrale de la loi. Je pense que cette catégorie d'hôpitaux doit être la première pourvue d'un outillage scientifique complet et qu'il faut faire converger les ressources et les efforts financiers vers ce but. Mais je n'admets pas que les administrations financières en cause doivent tout attendre d'autrui ; je prétends que, soucieuses de leurs devoirs, elles étudient elles-mêmes les améliorations et les réformes jugées indispensables, qu'elles en mesurent soigneusement les nécessités et les dépenses, qu'elles y consacrent ce qu'elles peuvent avoir de ressources disponibles, faisant appel pour le reste à des concours divers parmi lesquels ceux de l'État ou du pari-mutuel.

Le classement méthodique des établissements hospitaliers pourrait, ensuite, ce premier acte accompli, être complété ; les catégories nouvelles auraient à subir à leur tour des modifications matérielles moins impérieuses, variables selon le rôle que leur qualité les appellerait à jouer dans l'assistance générale.

Tel est, il nous semble, le programme qui s'impose actuellement à l'assistance hospitalière pour répondre à la fois aux nécessités de l'assistance, aux besoins de la science et aux injonctions de la loi.

Je me borne à ces considérations et ne veux pas, quant à présent, pousser plus loin l'examen de l'outillage hospitalier dans lequel il faut aussi comprendre le personnel dont le rôle est particulièrement intéressant, mais dont l'étude nous mènerait trop loin.

Je voulais montrer que les idées actuelles en matière d'assistance médicale répondent à une évolution générale de l'état social et du progrès de l'esprit scientifiques. D'une part, c'est la solidarité humaine amenant les collectivités à supporter la charge de l'assistance, de l'autre c'est la science qui veut que cette assistance sorte des routines passées et s'empresse d'apporter au pauvre le profit matériel et la préservation de la santé dus aux travaux de nos maîtres de l'art médical. C'est évidemment une ère nouvelle qui commence et dont nous devons saluer avec joie l'apparition ; mais aussi ce sont des devoirs impérieux qui s'imposent, des études minutieuses, des réformes nombreuses à entreprendre et auxquelles il convient d'appeler tous les philanthropes de bonne volonté. C'est maintenant seulement que se réalise effectivement cette alliance intime de la science et de la bienfaisance qu'on croyait entrevoir il y a un siècle alors qu'elle n'était qu'apparente et illusoire.

Si les temps passés ont eu sous l'influence charitable et religieuse qui les domine, leur auréole brillante, leurs glorieuses étapes, les sacrifices et les dévouements héroïques, l'ère future ne sera pas moins méritante ; elle verra, sans aucun doute, couronnée de succès, la lutte acharnée de la science contre la maladie, préservant le foyer du pauvre, le lit hospitalier, réduisant le chômage et adoucissant la misère. Ces résultats qu'il est permis d'espérer ne sont pas moins dignes de la reconnaissance publique que les actes de pure bienfaisance et l'effort commun de la science et de la charité peut grandement concourir à la transformation des idées sociales, à l'apaisement des esprits, à la concorde générale.